Raspail

T e 18
8 8

CIGARETTES
DE CAMPHRE
ET CAMPHATIÈRES
Hygiéniques

CONTRE UNE FOULE DE MAUX LENTS A GUÉRIR OU MÊME INCURABLES ET CHRONIQUES, QUI NE RÉCLAMENT PAS IMMÉDIATEMENT OU NE RÉCLAMENT PLUS LA PRÉSENCE DU MÉDECIN, OU BIEN ENFIN QU'ON EST CONDAMNÉ A SOULAGER EN SON ABSENCE.

L'hygiène préserve de la médecine.

A PARIS,

CHEZ M. COLLAS, PHARMACIEN,
rue Dauphine, n. 10.

PARIS, IMPRIMERIE DE POUSSIELGUE,
rue du Croissant-Montmartre, 11.

INSTRUCTION PRATIQUE

LEUR USAGE ET LEUR EMPLOI

Les camphatières sont des boîtes à double fond, dont un compartiment renferme les cigarettes de camphre, et l'autre la poudre de camphre à priser.

Une telle boîte peut être considérée comme une pharmacie de poche, qui est dans le cas de suffire au soulagement et à la guérison d'une foule de maux et de douleurs, par la méthode que nous allons décrire.

1° On prise la poudre de camphre de la même manière que le *tabac à priser*, dont elle possède toutes les vertus et tous les avantages, sans offrir aucun de ses inconvénients. En effet, elle n'est presque pas sternutatoire, elle ne provoque point d'écoulement nasal, et ne laisse sur le mouchoir aucune trace visible de son emploi. Sous ce dernier rapport elle convient éminemment aux dames et aux enfants, ainsi qu'à toutes les personnes qui éprouvent pour le tabac une certaine répugnance, et auxquelles cependant le tabac est prescrit comme moyen hygiénique ou de distraction.

2° On fume les cigarettes de camphre de la même manière que les cigares ordinaires; mais on les fume à froid, c'est à dire qu'on n'a besoin que de faire passer par leur capacité l'air qu'on respire, de sorte que l'air pénètre dans les poumons aussi imprégné qu'il peut l'être de vapeurs de camphre; on a soin en même temps d'avaler la salive que provoque la cigarette de camphre, et qui s'imprègne à son tour de ses vapeurs. Les cigarettes *en tuyau de plume* et *en tuyau de paille* sont préférables à cause de leur légèreté; mais on en trouvera à la même officine pour tous les goûts et toutes les bourses. Le froid s'opposant à l'évaporation du camphre, on pourra se procurer des cigarettes dites *à cravates*; ce sont des cigares en caoutchouc, dont le réservoir rempli de camphre se logeant dans la cravate maintient la substance à la température favorable à son évaporation.

3° On prise la poudre de camphre contre la *migraine les pesanteurs*, le *coryza*, les *affections des voies nasales*, de quelque nature qu'elles soient, contre les *maux d'yeux*, principalement contre les affections qui paraissent avoir leur siége dans l'angle interne des paupières, et y provoquent un écoulement sanieux.

4° Pour dissiper le plus grand nombre des maux d'oreilles, il suffit de verser de la poudre de camphre dans le tuyau auditif, et de l'y maintenir au moyen d'un tampon de coton. Il suffit de placer un grumeau de camphre dans le creux d'une dent cariée, et de l'y maintenir, au moyen d'un peu de papier mâché, pour dissiper les maux de dents les plus rebelles.

5° L'usage non interrompu des cigarettes de camphre agit, avec le succès le plus inattendu, contre toutes les affections de poitrine : *Toux, Rhumes invétérés, Asthme, Pituite, Suffocation, Grippe, Coqueluche, Croup des enfants*, et même contre la *Phthisie pulmonaire*, au moins à sa première période. Le bien-être qu'éprouve le malade est presque instantané si l'on a soin d'aspirer de fortes doses de vapeurs de camphre, et continue jusqu'à la guérison complète si l'on n'interrompt pas l'usage de ce facile médicament. La toux et l'expectoration cessent tout à coup, la suffocation se dissipe, et à la souffrance succède un sentiment de mieux tel que, reportant sur l'odeur du camphre l'idée du soulagement qui en est la conséquence, on finit par respirer avec complaisance une substance qui offrait o d quelque chose de repoussant à l'odorat. Tout nous porte à croire que les ravages de la phthisie déclarée et condamnée céderont à l'usage de cette constante aspiration.

6° Les personnes qui souffrent, à jeun ou après leur repas, de l'estomac ou des entrailles se trouveront soulagées dès les premières aspirations, pourvu qu'elles ne négligent pas d'avaler leur salive à mesure qu'elle se secrète et s'accumule dans la bouche. Dans ces sortes de maladies on se trouvera bien encore de saupoudrer avec le camphre les verres d'eau sucrée dont on cherche à étancher sa soif. Le sirop de gomme camphré est préférable aux verres d'eau sucrée; mais en thèse générale il ne faudrait jamais prendre plus de la valeur d'une grosse tête d'épingle de camphre en poudre, par verre d'eau sucrée.

7° Le camphre n'agit pas seulement avec un tel succès à l'intérieur, il est des cas où il est indispensable de seconder la médication à l'intérieur par la médication à l'extérieur. On fait usage à cet effet de compresses imbibées d'eau-de-vie camphrée, et d'un *surtout* destiné à s'opposer à ce que l'eau-de-vie ne passe pas dans le linge et les habits, ou ne s'évapore trop vite. Les compresses sont en plusieurs doubles de flanelle; le *surtout* est fait soit en vessie, soit en caoutchouc, soit en linge fortement empesé. L'alcool à 40° produit des effets plus instantanés que l'eau-de-vie, et exhale une odeur moins repoussante pour certaines personnes du sexe. La forme des *surtouts* dépend de celles des surfaces qu'il s'agit de recouvrir. L'eau-de-vie et l'alcool sont saturés de camphre quand, après les avoir agités, on aperçoit, au bout d'un quart d'heure, des grumeaux de camphre non dissous au fond du vase; on peut alors en imbiber les compresses, et aussitôt on doit étendre celles-ci sur la surface du corps. Si la température était trop basse, on aurait soin de faire légèrement chauffer l'alcool avant de l'employer à cette destination; mais l'oubli de cette précaution n'est d'aucune conséquence pour la santé du malade; on ne doit pas perdre de vue, dans ces diverses manipulations, que les vêtements imbibés d'alcool prennent feu à l'approche de la flamme.

8° On recouvre de ces compresses la surface du corps qui paraît correspondre au siège de la douleur et de la maladie; ainsi on les étend sur tout le côté gauche de la poitrine, jusqu'au creux de l'estomac, pour combattre les accès des maladies du cœur, et les douleurs que l'on désigne sous le nom de points de côté qui affectent le côté gauche; on les étend sur le côté droit quand la douleur a son siége dans ce côté.

9° On en recouvre toute la surface abdominale, depuis le creux de l'estomac, contre les maladies qui ont leur siége dans *les entrailles, le foie, la rate, les organes urinaires, la matrice et ses dépendances, et les organes génitaux de l'autre sexe.* Dans les maladies *des reins*, on enveloppe toute la surface de l'abdomen et du dos avec la même compresse et le même surtout.

10° On imbibe plusieurs fois

par jour les compresses, et l'on n'interrompt le traitement qu'à l'issue de la maladie, et lorsque la santé ne paraît plus courir de risques.

11° Le même traitement calmera toutes les douleurs qui ont leur siège à l'intérieur ; douleurs rhumatismales, douleurs provenant d'un coup violent, d'une contusion, et préviendra la décomposition et la gangrène.

12° Il en sera de même des maladies de la peau, des maladies épidémiques et contagieuses : il suffira de tenir constamment une compresse imbibée d'eau-de-vie camphrée sur la surface envahie, pour arrêter le progrès du mal dans le plus grand nombre des cas ; et pour se préserver de la contagion, on n'aura qu'à exécuter ce traitement, du reste si inoffensif, comme si on l'avait gagnée ; fumer constamment les cigarettes de camphre, et se laver fréquemment les mains à l'eau-de-vie camphrée. Quand le mal n'attaquera que les extrémités, on les tiendra plongées dans l'eau-de-vie camphrée au moyen d'une vessie préparée. Le *surtout* à employer contre les maladies qui attaquent le cuir chevelu, contre la *teigne*, le *tournis*, et les *migraines rebelles* à tout autre traitement, est fait en vessie taillée, en forme de calotte.

Nous le répétons, la puissance du procédé est tout entière dans sa constance, et le procédé à l'extérieur ne doit jamais être séparé du procédé à l'intérieur ; c'est à dire qu'on ne doit jamais combattre une maladie cutanée par l'usage des compresses, sans prescrire en même temps l'usage des cigarettes, et de l'aspiration du camphre par toutes les voies aériennes.

13° Contre les habitudes précoces de l'enfance, on trouvera à la même officine *des caleçons hygiéniques*, dont on pourra également faire usage pour seconder les prescriptions des hommes de l'art, contre les maladies d'un autre ordre qui attaquent les organnes pudiques.

14° Avant de livrer à la publicité la recette et les renseignements précédents, nous avons eu soin de soumettre les faits à la pratique éclairée des hommes compétents; nous les vulgarisons aujourd'hui avec confiance, et dans le seul but de payer notre part de service à la cause de l'humanité.

On me dispenserait sans doute de déclarer que je ne me suis réservé aucun intérêt dans la vente des appareils qui sont l'objet de cette note; mais pour moi je ne crois pas devoir m'en dispenser; j'ai dû répondre aux nombreuses demandes qui m'étaient adressées depuis la publication que j'ai faite, dans les *journaux de médecine*, des documents à l'appui de cette méthode de traitement; je m'acquitte de ce devoir en signalant à la confiance publique le pharmacien qui possède la mienne. C'est là toute la part qu'un auteur a droit de prendre dans ces sortes de cas.

Les personnes qui se trouveront bien de cette méthode de traitement, je leur demande, pour mon salaire, de se mettre à propager une idée utile et morale, et de faire, avant le coucher du soleil, non pas l'aumône, qui est un grave abus, mais une de ces bonnes actions qui soulagent l'humanité souffrante sans porter atteinte à sa dignité.

F. V. RASPAIL.

24 Janvier 1839.